RECHERCHES

SUR

L'ÉCLAIRAGE NATUREL

Dans les Ecoles primaires de Lausanne

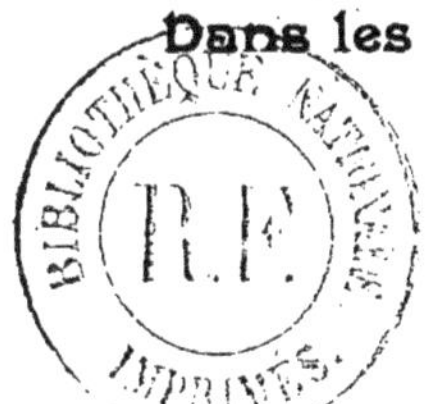

PAR

Mademoiselle FÉDOULOFF

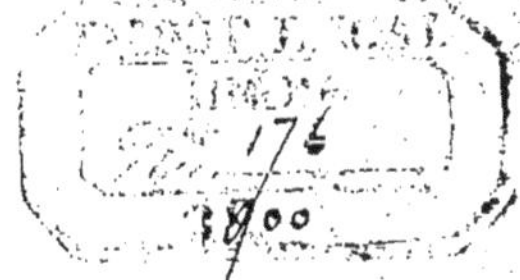

IMPRIMERIE DES THÈSES
DE LA
FACULTÉ DE MÉDECINE DE PARIS
OLLIER-HENRY
11 ET 13, RUE DE L'ÉCOLE-DE-MÉDECINE
PARIS
—
1900

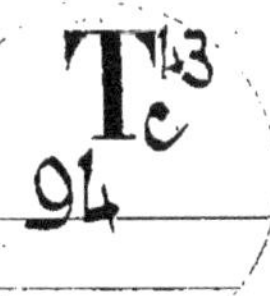

RECHERCHES

SUR

L'ÉCLAIRAGE NATUREL

Dans les Ecoles primaires de Lausanne

PAR

Mademoiselle FÉDOULOFF

IMPRIMERIE DES THÈSES
DE LA
FACULTÉ DE MÉDECINE DE PARIS
OLLIER-HENRY
11 ET 13, RUE DE L'ÉCOLE-DE-MÉDECINE
PARIS
—
1900

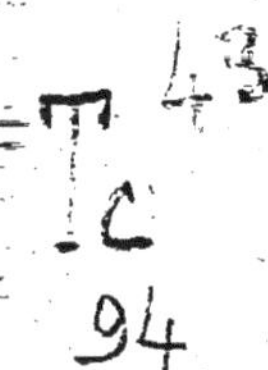

LA FACULTÉ DE MÉDECINE DE L'UNIVERSITÉ DE LAUSANNE

autorise l'impression de la thèse intitulée :

RECHERCHES SUR L'ÉCLAIRAGE NATUREL

Dans les Écoles primaires de la ville de Lausanne

PRÉSENTÉE PAR

Mlle A. FÉDOULOFF (de Barnaoul)

Pour l'obtention du grade de Docteur en Médecine

Lausanne, le 6 mai 1900.

Le Doyen de la Faculté de Médecine,

Dr H. STILLING.

INTRODUCTION

L'école joue un rôle prépondérant dans la vie de l'homme.

L'enfant, appelé à suivre les écoles dès l'âge de 7 ans jusqu'à l'accomplissement de sa 15e ou 16e année, y passe une partie importante de sa vie et surtout de sa période de croissance, période des plus précieuses pour l'avenir de chaque individu. Ce laps de temps est celui où le développement physique et intellectuel est en pleine activité.

Aussi, dès longtemps, l'école a-t-elle attiré l'attention des médecins et des hygiénistes d'un côté, des pédagogues de l'autre, qui tous poursuivent le même but : rendre l'école aussi utile que possible à l'enfant, aussi peu nuisible que possible au corps.

Malgré les travaux importants d'hygiène scolaire qui surgissent un peu partout, l'école reste encore un champ inépuisable d'observations intéressantes ; champ dont bien des sillons sont encore inexplorés alors que d'autres ont été examinés sur toutes leurs faces.

Parmi ceux-ci mentionnons l'éclairage des écoles qui mérite une étude toute spéciale, vu sa haute importance.

En premier lieu, la lumière exerce une influence certaine quoique encore mal définie sur les fonctions vitales.

En second lieu, des recherches récentes ont fourni des données plus positives et d'un immense intérêt au sujet de l'action de la lumière scolaire sur certains microorganismes. Quelque soit le mode d'action de cet agent, il est certain que la lumière joue un rôle important dans l'épuration du milieu qui nous entoure.

Le soleil est non seulement le grand créateur, il est aussi le grand purificateur.

En troisième lieu, l'insuffisance de la lumière influe surtout sur les organes visuels en produisant la myopie dont la fréquence a attiré l'attention des médecins et des pédagogues dès 1864.

En effet, si la place de travail est insuffisamment éclairée, l'élève est obligé de se rapprocher de l'objet qu'il considère afin de grossir l'image projetée sur la rétine. Or, lorsqu'on rapproche trop un objet d'un œil normal, l'image ne se forme plus sur la rétine, mais en arrière, par conséquent, l'image tout en étant plus grosse deviendra diffuse et peu nette.

Pour ramener l'image en avant il est besoin d'un effort d'accommodation de l'organe. Il faut que sous l'action du muscle ciliaire, la courbure et par conséquent la force de réfraction du cristallin s'exagère : il faut que, par l'augmentation de pression intraoculaire, le diamètre antéro-postérieur augmente pour que l'image formée en arrière de la rétine vienne se former directement sur la rétine. L'œil normal pendant cet effort d'accomodation se transforme en œil myope.

Si cet effort se renouvelle de jour en jour, la déformation passagère devient durable, la myopie purement fontionnelle devient définitive.

Notons ici que la lumière n'est pas seule à avoir un effet néfaste sur la vue, mais que le mobilier, l'impression des livres et la méthode d'écriture entrent aussi en ligne de compte.

Ajoutons encore qu'une lumière insuffisante peut avoir des effets désastreux sur d'autres organes que l'œil.

Le rapprochement des gens que nécessite un éclairage défectueux doit évidemment jouer un certain rôle dans la production des déviations de la colonne vertébrale, et dans le développement anormal de la cage thoracique.

Nous voyons ainsi quel rôle important joue l'éclairage dans les écoles. Aussi, l'architecte, le pédagogue et l'hygiéniste scolaire regardent-ils tous un bon éclairage comme une des meilleures garanties de la santé des écoliers.

C'est ce qui nous a engagé à rechercher si toutes les conditions se trouvaient réunies dans les écoles de la ville de Lausanne.

Qu'il nous soit permis, avant d'aborder le détail de nos recherches, d'exprimer ici à notre professeur, M. le docteur Combe, l'expression de notre sincère reconnaissance pour nous avoir suggéré l'idée de ce travail qui nous a permis d'acquérir des connaissances spéciales que nous pourrons, plus tard, appliquer aux écoles de notre pays, la Russie.

HISTORIQUE

Les premières recherches sur les conditions d'un bon éclairage naturel se baseraient sur des données générales : l'emplacement, l'orientation de la façade de l'école, la direction de l'éclairage, la grandeur des fenêtres etc.

Passons rapidement en revue chacune de ces conditions.

Emplacement. — Il importe de choisir un endroit découvert sans maisons avoisinantes de telle sorte que toutes les classes reçoivent une lumière abondante.

La banlieue des villes où la population est le moins dense répond le mieux à ces exigences.

En outre, l'école doit être éloignée des ateliers et des fabriques, les uns troublent les leçons par leur bruit, les autres diminuent la clarté du ciel par leur fumée et d'un autre côté, créent des conditions d'insalubrité.

Orientation. — L'orientation est une question très discutée. Les hygiénistes français Trélat, Mangenot préconisent le nord, comme étant dépourvu de rayons solaires directs et, par conséquent, de lumière violente obligeant élèves et maîtres à la combattre à l'aide de stores, de rideaux, etc.

Aux objections de ses adversaires qui leur opposent comme inconvénient de cette orientation le froid et l'insuffisance de lumière, ils répondent qu'on peut se préserver du froid au moyen d'un bon système de chauffage et qu'on peut obtenir un bon éclairage au moyen de grandes fenêtres.

Les hygiénistes des autres pays n'admettent absolument pas cette orientation.

L'exposition à *l'est ou à l'ouest* avec laquelles les classes reçoivent les rayons solaires trop obliquemment pour les premières et les dernières heures d'étude, est également inadmissible. Cette lumière est très désagréable et trop intense, elle produit des ombres si considérables qu'elles deviennent gênantes.

L'orientation au *sud* est exigée par plusieurs cantons suisses. Pendant les heures des classes, les rayons du soleil étant presque constamment perpendiculaires au toit, ne peuvent pénétrer dans les classes. Dans les pays septentrionaux, cette orientation est moins favorable; les rayons solaires étant toujours obliques, pénètrent en abondance dans les classes.

Certains auteurs proposent d'orienter la façade au S.-O. ou S.-E., faisant remarquer qu'avec cette orientation le soleil levant est déjà haut quand les élèves entrent à l'école ou que le soleil couchant n'y est plus quand ils la quittent.

Eclairage des classes. — Les modes de distribution de l'éclairage naturel dans les classes sont multiples. La lumière peut venir par devant, par derrière, par le plafond, par les côtés ou encore par ces procédés combinés.

L'éclairage par *devant*, de tous les plus mauvais, éblouit les élèves et les empêche de voir le maître et le tableau. Cet éclairage doit être interdit pour les écoles.

La lumière *d'en haut* est assez agréable pour la lecture et les travaux oraux, mais en projetant l'ombre de la tête des écoliers sur le papier, elle devient fort gênante pour les exercices d'écritures et le dessin linéaire; le mode de construction que comporte cet éclairage exige les toits en scie et un rez-de-chaussée sans étage.

La lumière arrivant *par derrière* provoque des ombres sur le papier.

Pour éviter ces ombres, les enfants s'inclinent, se tordent dans un sens ou dans l'autre. Si cependant les fenêtres postérieures sont hautes et larges, alors cette ombre devient si faible qu'elle présente moins d'inconvénients. Reste l'éclairage latéral. La plupart des auteurs se prononcent pour l'éclairage unilatéral, d'autres demandent l'éclairage bilatéral, et enfin quelques-uns l'éclairage multilatéral.

Eclairage unilatéral. — Reclam, Warrentropf, Erismann, Grossk, Fahrner, Cohn, Ziwirz, Wiel, en Allemagne, Gnelim, en Angleterre, Trélat, en France, ont préconisé l'éclairage unilatéral, comme le plus propre à donner une idée exacte de la forme des objets, parce qu'il n'admet pas de jeux changeants et fatigants de la lumière. Mais il ne reste excellent que si les fenêtres sont hautes et les classes peu larges, car sans cette précaution, le fond de la classe est, surtout par le temps gris, très insuffisamment éclairé.

Cet éclairage une fois admis en principe, il ne saurait y avoir d'indicision entre l'arrivée de la lumière par la droite ou par la gauche, c'est, en effet, par ce dernier côté, que l'on éclaire les écoles maintenant. La lumière provenant de la droite, projette l'ombre de la main sur les lignes que l'élève trace sur le papier et doit être évité.

L'éclairage bilatéral, gauche et droit, avec prédominence de l'éclairage à gauche, est recommandé par Gabriel Javal, Mongenot, en France, par Forster, Rembold, en Allemagne. De toutes les raisons apportées à l'appui de ce système, il en est une plus spécialement du ressort des hygiénistes : la nécessité d'une lumière abondante.

Il est vrai que l'éclairage bilatéral fournit une quantité suffisante de lumière, mais les objets sont diversements éclairés.

Selon la distance où ils se trouvent de chacune des fenêtres opposées, ils seront plus en lumière d'un côté que de l'autre, leurs ombres seront plus accentuées.

L'œil sollicité par deux jours qui s'entrecroisent, luttant pour échapper à deux ombres qui se rencontrent, ayant, suivant les jeux changeants de la lumière, à faire d'un côté une lumière trop vive, ou à rechercher de l'autre un jour qui faiblit, éprouve de ce travail une fatigue constante qui conduit à la myopie.

Eclairage multilatéral. — L'éclairage multilatéral donne beaucoup de lumière, mais nulle part de la bonne lumière tranquille et suffisante.

Le système de l'éclairage unilatéral gauche et postérieur, par contre, donne une lumière considérable, et si les fenêtres postérieures sont suffisamment élevées et suffisamment larges, l'ombre des élèves sur l'objet disparaît complètement, c'est celui que nous proposons.

Il ne suffit pas de bien orienter le bâtiment scolaire et de fournir la lumière dans la direction préconisée par les hygiénistes, il faut encore que l'éclairage naturel des classes soit suffisant soit comme quantité, soit comme qualité de lumière.

La quantité de lumière introduite dans une classe dépend des fenêtres, de leur forme, de leur nombre et de leur dimension.

Les seules fenêtres admises seront carrées, avec linteau rectiligne. Les fenêtres en plein cintre et particulièrement les fenêtres gothiques qui enlèvent la meilleure lumière, seront interdites.

Pour déterminer la grandeur et le nombre des fenêtres, on se base sur la proportion entre la surface vitrée et la surface du plancher. La plupart des auteurs exigent que ce rapport ne soit pas inférieur à un cinquième. Le gouvernement autrichien demande un rapport variant de un sixième à un quart. En Russie, Kramfeld demande un sixième. En Suisse, la proportion est différente suivant les cantons. Six cantons demandent un cinquième, six un sixième, le canton de Soleure, par exemple, n'exige que un huitième, et le seul canton de Vaud demande un tiers. Plusieurs cantons n'ont pas de recommandations spéciales.

La qualité de la lumière qui éclaire une classe, sera d'autant plus grande que la lumière qui y pénètre se rapproche plus de l'éclairage extérieur, c'est-à-dire que la lumière soit aussi diffuse que possible.

Or la lumière est d'autant plus diffuse que la surface du ciel visible de chaque place d'élève est plus considérable, en même temps qu'il n'y a pas de rayons solaires directs et de lumière réfléchie par les maisons voisines. Il est démontré que les rayons diffus, venant surtout de la partie supérieure de la fenêtre, sous une incidence de 35° (45° au plus), donnent la meilleure lumière.

Par conséquent, pour obtenir cette lumière, il faut percer les fenêtres le plus près possible du plafond, à une distance ne dépassant pas de $0^{m}10$.

On a imaginé plusieurs méthodes pour mesurer la quantité de lumière diffuse pénétrant dans la classe.

La commission française de 1882 demande que de la place la plus éloignée de la fenêtre on puisse encore apercevoir le ciel dans une hauteur de 30 centimètres, à partir du bord supérieur de la fenêtre.

C'est dans le même but que Forster a établi son angle d'ouverture du minimum. Forster propose d'admettre son angle dont le sommet serait placé sur la place de l'élève et dont les côtés seraient formés, le supérieur par le bord de la fenêtre, l'inférieur par le toit de la maison située vis-à-vis. Cet angle ne devrait jamais être inférieur à 5°.

Enfin, c'est aussi pour rechercher les mesures de partie du ciel visible de chaque place que Weber a imaginé son Raümwinkelmesser. Il n'est pas suffisant d'avoir de la lumière diffuse à sa disposition, il faut qu'elle puisse pénétrer dans les classes. Les obstacles peuvent dépendre du verre et des stores.

Habituellement, pendant les heures des leçons les fenêtres sont fermées, d'où il ressort que le verre par lui-même a une certaine importance dans l'éclairage suivant sa couleur, sa propreté, et, enfin, suivant le nombre des vitres, c'est-à-dire fenêtre simple ou double.

Il est préférable d'employer les verres les plus incolores qui n'absorbent qu'une partie de lumière minimale.

Pour éviter le second inconvénient, la saleté, il faut exiger un nettoyage fréquemment répété.

Bien que les doubles fenêtres entraînent une perte notable de lumière, elles sont indispensables dans les pays froids.

M. Burgerstein a constaté que les doubles vitres en verre de glace, éloignées de 6 centimètres l'une de l'autre, absorbent 21 % de lumière.

Cette diminution n'est pas constante, elle progresse avec la diminution de la clarté du jour. Par ses expériences personnelles à l'aide du photomètre de Weber, M. Narbel a prouvé que la diminution de lumière qui n'est que de 23 % à midi atteint le soir à 5 heures 31 %.

Si les jours de grand soleil obligent d'employer les stores, il faut qu'ils se manœuvrent de bas en haut ou qu'ils soient montés tout en haut, en occupant l'espace entre le bord supérieur de la fenêtre et le plafond. En le faisant, on conservera la partie supérieure de la fenêtre, laquelle, comme nous l'avons vu, est très importante.

La qualité de l'étoffe joue un grand rôle dans la diminution de la lumière. La meilleure de toutes les étoffes est celle en écru, qui n'absorbe que de 44 à 56 % des rayons rouges et de 21 à 45 % des rayons verts.

Il existe plusieurs méthodes pour rechercher l'intensité lumineuse reçue pour chaque place d'élève.

La méthode la plus ancienne de mesurer l'intensité de la lumière diffuse est basée sur l'examen visuel au moyen des lettres d'épreuves de Snellen. C'est un procédé fort simple et qui a le mérite d'être accessible à tout le monde. Sur un tableau, sont imprimées une série de lettres de grandeur différente; les lettres de même grandeur sont désignées par un numéro identique. Tout élève doté d'une vue normale doit être à même de lire ces lettres à des distances données correspondant à leur degré de petitesse, en admettant que l'éclairage soit suffisant et en tenant compte de l'anomalie de la réfraction possible. Bien que cette méthode ait l'avantage de mesurer la lumière totale, elle n'est pas applicable par le fait que l'élément subjectif doit inévitablement y jouer un grand rôle.

Le mesurage de l'éclairage au moyen du tableau de Cohn, qui ne se distingue du précédent que par le fait que toutes les lettres sont de la même forme, mais situées différemment, les unes debout, les autres couchées, présente le même inconvénient. Avec ce tableau, les lettres doivent êtres lues à la distance de 6 mètres.

Ces tableaux peuvent être utilisés dans les classes mal éclairées comme un moyen de déterminer le moment où la lumière devient insuffisante et où il est nécessaire de suspendre la leçon.

La deuxième méthode la plus exacte de toutes est celle qui consiste à mesurer directement, à l'aide du photomètre de Weber, la quantité totale de lumière reçue par chaque place d'élève. Cette intensité lumineuse s'exprime en bougies-mètres.

L'appareil de Weber est construit dans ces grandes lignes de la manière suivante :

Dans un tube horizontal et fixe se trouve une lumière normale éclairant des plaques de verre qui peuvent se mouvoir dans un espace déterminé; ces plaques comprennent plusieurs lames de verre dépoli et une plaque de verre rouge destinée à donner de la lumière monochromatique. A l'extrémité de ce tube, à sa jonction avec un second tube vertical mobile, se trouve un prisme à réflexion totale. A l'une des extrémités du tube mobile, on voit une autre série de plaques de verre identiques aux plaques de verre du tube fixe, de l'autre côté, un diaphragme et un oculaire, où se placera l'œil de l'observateur. Ce dernier aperçoit un champ visuel divisé par le prisme en deux parties égales; la partie droite reçoit la lumière venant de la source auxiliaire; la partie gauche est éclairée directement par les rayons lumineux venus de l'extérieur. En faisant varier la distance des premières plaques à la source lumineuse et en augmentant ou diminuant, suivant le cas, le nombre des plaques placées dans le tube mobile, on arrive à l'égalité d'intensité dans les deux moitiés du champ visuel. On compare ainsi deux lumières monochromatiques ou rendues telles, grâce à la disposition de l'appareil, et l'on obtient l'intensité S 2 d'une source lumineuse par rapport à une lumière d'intensité S 1 au moyen de la formule

$$\frac{S\ 2}{S\ 1} = C\,\frac{R\ 2/a + bl)}{7\text{-}2}$$

dans laquelle *a*, *b*, *c* sont des constantes à l'avance, R représente la distance de la source à comparer ou l'objet éclairé aux plaques de verre dépoli du tube mobile, *r* la distance des plaques de verre du tube fixe à la lumière normale et *e* la hauteur de la flamme de cette lumière.

Ce fut le professeur Cohn qui, le premier, s'occupa de cette question. Il posa en fait que le minimum de clarté nécessaire pour chaque place d'élève, pour que l'œil ne se fatigue pas trop, ne doit dans aucun cas être inférieur à *10 bougies-mètres*. S'il y a moins de 10 bougies-mètres, l'acuité visuelle diminue et l'œil normal doit se rapprocher de l'objet qu'il veut distinguer.

Le seul inconvénient de cette méthode du phonomètre parfaite au point de vue scientifique, est d'être longue. D'un autre côté, le prix élevé de cet instrument le rend inaccessible à bien des personnes.

Une méthode bien simple consiste à mesurer le morceau du ciel, c'est-à-dire des rayons venant directement du ciel à chaque place d'élève à l'aide du « Raümwinkelmesser », inventé par le professeur de M. Weber et que nous appellerons en français « Starégoniomètre ».

Voici brièvement quels sont les principes sur lesquels repose la construction de cet instrument.

Tous les rayons émanant, d'un point donné d'une table d'école pour rejoindre les bords de la fenêtre ou des maisons, arbres, etc., placés devant celle-ci et se continuant en ligne droite jusqu'à la voûte céleste renfermeront dans leur ensemble une figure cunéiforme dont la pointe se trouverait vers nous et dont la base serait au ciel; l'espace renfermé par cette figure est ce que Weber appelle Raümwinkel, c'est-à-dire angle de l'espace. L'appareil de Weber permet de mesurer directement en degrès carrés, cet angle de l'espace. Une lentille convale avec un foyer de 114 milimètres, donne une image renversée des objets (fenêtres, toits voisins, portion visible du ciel), cette image est reçue sur une feuille divisée en carrés de 2 milimètres de côté, les contours sont dessinés sur le papier quadrillé, puis les carrés qui représentent la partie visible du ciel sont comptés et expriment en degrés carrés l'angle de l'espace.

On appelle α l'angle que forme chaque degré carré avec l'horizon. Le sinus de cet angle, multiplié par l'angle de l'espace exprimé en degrés carrés : ω sin. α, donne l'angle de l'espace réduit qui sert de mesure relative pour l'intensité lumineuse de chaque place.

D'après ces recherches Cohn, Wachs, Studmann, Huth, ont établi :

1° Les places qui ne reçoivent pas de lumière du ciel, dont l'angle de l'espace réduit est de 0 degré, n'ont pas plus de 1 à 3 bougies-mètres par un jour sombre. Dans ce cas, cette clarté provient des murailles réfléchissantes de la chambre.

2° Lorsque l'angle de l'espace réduit dépasse 50 degrés carrés, l'intensité lumineuse est, même par une journée sombre, supérieure à 10 bougies mètres.

3° Quand l'angle de l'espace réduit est inférieur à 50 degrés carrés, l'intensité lumineuse est, pendant les jours sombres, inférieure à 10 bougies-mètres et par suite la place devient impropre au travail.

Donc, toutes les places qui ne présentent pas 50 degrés carrés ont un éclairage défectueux.

Erismann et Wagner, d'après leurs recherches, affirment que les places en dessous de 50 degrés carrés d'angle de l'espace peuvent être suffisamment éclairées même pendant les jours sombres et qu'elles dépassent de beaucoup le minimum de 10 bougies-mètres exigé.

Ce fait trouve son explication dans la réflexion de la lumière par les murailles des chambres et par celles des bâtiments avoisinants.

Dans un récent travail, Gilbert insiste sur l'insuffisance de l'estimation de l'angle de l'espace en tant que mesure de la lumière des places et en arrive même à lui refuser une importance quelconque.

Selon lui, l'angle de l'espace, à lui seul, serait impropre à établir d'une façon absolue l'intensité de clarté parce que continue-t-il :

La totalité de l'éclairage ne dépend pas uniquement de la lumière directe puisque la lumière réfléchie y entre pour une bonne part dans nombre de cas, ce dont les partisans de l'angle de l'espace ne tiennent aucun compte.

Parce que l'intensité de la lumière d'un certain nombre de degrés carrés change de valeur suivant sa position relativement au soleil, c'est-à-dire qu'un certain morceau de la voûte céleste est sujet, sous l'influence de la situation du soleil, à des variations très importantes.

Dans son travail " Uber die Bedeutung des Raümwinkels zur Beurtheilung der Helligkeit in Schulzimmern " Erismann insiste particulièrement sur l'absence du parallélisme dans la diminution de l'intensité lumineuse et de l'angle de l'espace à mesure que l'on s'éloigne de la fenêtre.

L'angle de l'espace diminue beaucoup plus rapidement que l'intensité lumineuse.

L'auteur en question, afin de mieux faire ressortir le peu de parallélisme existant entre les deux diminutions (diminution de l'angle de l'espace d'une part, de l'intensité lumineuse d'autre part), nous donne plus loin un exposé des résultats obtenus par lui au cours de ses expériences dans les différentes salles de l'Ecole technique de Komissaroff.

Nous ne saurions mieux faire que de citer ici textuellement les explications de Erismann telles que nous les trouvons dans son article : Uber die Bedeutung des Raümwinkels zur Beurteilung der Helligkeit in Schulzimmern. (V. Archiv fur Hygiène).

Un examen même superficiel des résultats de nos expériences, dit-il, démontrera ainsi que l'ont déjà constaté plus d'une fois d'autres observateurs *que la clarté et l'angle de l'espace diminuent rapidement quand on s'éloigne des fenêtres.*

Ce phénomène devient évident si nous désignons tant la clarté que l'angle de l'espace de la place située à proximité immédiate de la fenêtre par 100, puis réduisons ensuite les clartés et les angles de l'espace des autres places à cette même grandeur.

Ceci fait, nous constaterons d'abord que la diminution de l'angle de l'espace, diminution progressant d'autant plus rapidement que l'on s'éloigne de la fenêtre correspond à une diminution plus ou moins importante de la clarté, c'est-à-dire qu'il existe incontestablement un certain parallélisme entre la totalité de la lumière d'une place et la grandeur de la partie du ciel qui lui envoie de la lumière directe.

D'autre part, nous verrons que ce parallélisme n'est pas absolu et que *l'angle de l'espace diminue très constamment avec une rapidité plus grande que la clarté.*

C'est ainsi que dans une salle du deuxième étage de l'Ecole technique de Komissaroff la lumière n'atteint plus pour la dernière place, c'est-à-dire pour la place la plus rapprochée de la paroi intérieure, que le 2, 5 % de la grandeur qu'elle possède dans le voisinage immédiat de la fenêtre, tandis que la clarté est encore à cette même fenêtre de 3, 7-7, 6 °/₀. Dans la salle du premier étage, les chiffres correspondants sont pour l'angle de l'espace = 0, 5 °/₀ et pour la clarté = 2,7.4,4 °/₀, etc.

Il ressort des expériences de Erismann que l'absence du parallélisme entre l'angle de l'espace et la clarté d'une place est sujette à des grands écarts.

C'est ainsi qu'au deuxième étage de l'Ecole technique de Komissaroff la clarté des places les plus éloignées des fenêtres s'élevait encore, avec un angle de l'espace de 11-15 degrés carrés de 25-50 b. m. et qu'au premier étage alors qu'il y avait absence presque totale de lumière directe, la clarté comptait, dans la matinée et avec un angle de l'espace, $< 2°$ de 60-75 b. m.

Nous bornerons à ces quelques exemples, la citation des résultats obtenus par Erisman, exemples qui abondent chez cet auteur et prouvent tous en faveur de l'absence du parallélisme existant entre la diminution de l'angle de l'espace et de la clarté.

Donc la méthode la plus exacte est celle du photomètre de Weber, mais comme cet instrument n'est pas pratique pour les raisons indiquées ci-dessus, nous avons employé, pour les mesures de la lumière dans les écoles primaires de Lausanne, un nouveau photomètre d'Amann, qui permet de mesurer rapidement l'intensité lumineuse émise par une source lumineuse et réfléchie par une surface quelconque.

Le phonomètre scolaire Amann (construit par M. Jules Amann, pharmacien à Lausanne), est basé sur ce principe que l'épaisseur de la couche d'une matière absorbante que l'on peut intercaler entre l'œil et la source lumineuse, sans que l'image de cette source disparaisse, augmente ou diminue à mesure que l'intensité augmente ou diminue elle-même.

L'instrument (qui est actuellement le sujet d'une demande de brevet) est composé d'un tube portant à l'une des extrémités un signal formé par une petite ouverture devant laquelle viennent se placer, à volonté, une série de diaphragmes translucides, dont l'épaisseur et le pouvoir absorbant, vont en augmentant graduellement.

L'autre extrémité (oculaire) est armée, au-devant d'un diaphragme qui sert de viseur, d'un prisme de verre noirci mobile au moyen d'une vis micrométrique, de manière à permettre d'intercaler, entre le diaphragme oculaire et le signal, une épaisseur exactement mesurée du verre noirci, dont la teinte et la qualité sont du reste exactement déterminées.

Les mesures se font de la façon suivante :

On amène l'un des diaphragmes translucides devant l'extrémité objective de l'instrument dirigé du côté de la surface lumineuse à étudier, puis on détermine exactement qu'elle est l'épaisseur du verre noirci, qu'il faut intercaler pour que l'image du signal cesse d'être visible.

Si cette épaisseur est plus considérable que celle indiquée dans la table qui accompagne l'instrument, on amène le diaphragme translucide d'épaisseur immédiatement supérieure, et mesure de même l'épaisseur du verre noirci nécessaire pour amener l'extinction du signal. Un peu d'habitude permet, du reste, d'apprécier assez exactement le numéro du diaphragme à employer et d'éviter de trop longs tâtonnements.

La table donne immédiatement l'intensité lumineuse

en bougies-mètres, en fonction du numéro du diaphragme et de l'épaisseur de la couche du verre absorbant.

L'instrument est gradué de 5 en 5 bougies, de 5 à 100 bougies-mètres. Il est à recommander de faire cinq déterminations pour chaque mesure et d'en prendre la moyenne. Une mesure ainsi conduite ne prend guère plus de 5 minutes.

L'instrument a le grand avantage de mesurer la quantité de lumière renvoyée à l'œil de l'élève, exactement dans les conditions où celui-ci se trouve à l'école et cette méthode ne nécessite aucun calcul quelconque.

Comme pour tous les photomètres dans lesquels l'œil fait partie intégrante de l'instrument, les résultats dépendent d'un facteur personnel variable qu'il est impossible d'éliminer.

L'instrument est taré et gradué pour un œil moyen.

Il est facile, du reste, de le tarer pour un œil quelconque.

Vérification du photomètre Amann

Sur le conseil de M. le professeur Henri Dufour, auquel nous tenons à présenter ici les sentiments de notre vive reconnaissance pour les bonnes directions qu'il a bien voulu nous donner, nous avons examiné préalablement avec le photomètre de *Lummer Brodhun* (1) la quantité de lumière à l'auditoire de physique de l'Ecole de chimie et de physique de Lausanne. Cet auditoire, en forme d'amphithéâtre, a sept bancs éclairés par quatre grandes fenêtres, de telle sorte que les bancs les plus éloignés ne reçoivent que la lumière de la partie supérieure de la fenêtre.

Le photomètre de Lummer et Brodhun permet de

(1) L'invention toute récente de ce photomètre nous engage à en donner une description sommaire.

Perpendiculairement au plancher du photomètre, se trouve un écran en papier qui reçoit la lumière de deux sources lumineuses. La lumière diffuse partant de cet écran tombe sur une glace, d'où elle est réfléchie sur deux prismes. Un de ces prismes est un prisme ordinaire, l'autre par sa surface convexe ne touche le premier que dans la partie centrale. Une loupe située au même niveau que les prismes permet à l'observateur de distinguer dans le champ deux parties différemment éclairées, dont l'une est plus foncée que l'autre. Avec l'égalisation des sources lumineuses, cette différence disparaît.

comparer directement l'intensité de la lumière naturelle à celle d'une lumière artificielle. L'éclairage, dans ces locaux présentant un haut degré d'intensité et n'ayant pas sous la main de la lampe normale Carcel dépassant six bougies, nous avons dû toujours baisser les rideaux noirs des fenêtres à l'exception de ceux de la fenêtre qui correspondait au banc à examiner, de sorte que dans ces expériences, nous avons comparé un éclairage naturel fait dans une direction déterminée avec un éclairage artificiel. Ce fait explique que les valeurs trouvées sont relativement faibles. Par ces recherches, nous avons obtenu pour les différentes places, la quantité de bougies-mètres suivante :

PREMIER BANC

7 mètres de distance de la fenêtre	=	47, 0 b.-m.
4 —	—	85, 7 —
2 —	—	180, 0 —

QUATRIÈME BANC

7 mètres de distance de la fenêtre	=	11, 4 b.-m.
4 —	—	28, 3 —
2 —	—	73,10 —

SEPTIÈME BANC

7 mètres de distance de la fenêtre	=	4, 9 b.-m.
4 —	—	8, 0 —
2 —	—	6, 0 —

De ce tableau ressort que la place du dernier banc, la plus rapprochée de la fenêtre et ne recevant que des rayons rasants est moins éclairée que celle distante de 4 mètres de la fenêtre.

Les mesures subséquentes effectuées dans le même auditoire et dans les mêmes conditions à l'aide du photomètre de M. Amann ont eu pour résultat :

PREMIER BANC

7 mètres de distance de la fenêtre	=	50.0	b.-m.
4 —	—	80.0	—
2 —	—	>100.0	—

QUATRIÈME BANC

7 mètres de distance de la fenêtre	=	10.0	b.-m.
4 —	—	35.0	—
2 —	—	80.0	—

SEPTIÈME PARTIE

7 mètres de distance de la fenêtre	=	5.0	b.-m.
4 —	—	10.0	—
2 —	—	10.0	—

En comparant ces deux tableaux et en attirant l'attention sur le fait que l'œil ne possède pas, avec le photomètre Amann, la sensibilité nécessaire pour déterminer la différence de la quantité de bougies-mètres à partir de 50, entre 50 et 55, entre 60 et 65, etc., ainsi que l'impossibilité d'indiquer plus que 100, nous constatons que le photomètre de M. Amann donne les mêmes résultats que le photomètre normal de Lummer et Brodhun d'autre part, étant le seul applicable aux mesurages dans les écoles où il faut un instrument transportable, nous l'avons employé exclusivement dès lors.

Méthode. — Les recherches dans les bâtiments scolaires ont été faites le matin de 8 à 11 heures et l'après-midi de 1 h. 1/2 à 4 heures, d'après le programme suivant :

Pour chaque bâtiment, un aperçu général de la situation et de la distribution de la lumière des classes.

Pour chaque classe, nous notons la grandeur de la classe, le nombre des fenêtres, leur situation, à gauche, à droite, devant ou derrière, l'écolier, leur orientation, la surface vitrée, déduction faite des croisées de fenêtre (SV).

Enfin le rapport entre la surface vitrée et la surface du plancher (SV: SP), et l'état du ciel.

Viennent ensuite les mesures prises avec le photomètre Amann à chaque banc pair à la 2ᵉ place de la fenêtre, à chaque banc pour 4 élèves à la 2ᵉ et 4ᵉ places et enfin, à chaque banc pour 6 élèves à la 3ᵉ et 6ᵉ places de la fenêtre.

ECOLE DE VILLAMONT

Ce bâtiment est situé à la périphérie de la ville, dans la partie élevée de celle-ci. Orientation au midi.

Au sud, se trouve une grande cour, depuis laquelle le terrain va s'abaissant. De telle sorte que l'horizon est ouvert même pour les classes du rez-de-chaussée.

A l'est, à la distance de 4 ou 5 mètres s'élèvent des arbres d'une grandeur moyenne qui n'obstruent qu'une partie de la lumière des classes du rez-de-chaussée.

A l'ouest, se trouve une maison à une distance qui peut être estimée à une fois et demie sa hauteur, ce qui est admis comme minimum.

La longueur des classes est égale, 11, 20 mètres; leur largeur 7 m. 95, et leur hauteur 3 m. 90.

La surface du plancher = 78.96 m. c. La surface vitrée = 5.70 m. c. Le rapport entre la surface vitrée et la surface du plancher = 0 m. 16 et 0 m. 24. Hauteur du soubassement au-dessous de la fenêtre = 0 m. 1.

Les stores en étoffe écrue sont placés au-dessus du bord supérieur de la fenêtre.

REZ-DE-CHAUSSÉE. — GARÇONS

Salle nº 1

Première classe. — Eclairage unilatéral par trois fenêtres (E).

Les arbres enlèvent une partie de lumière. SV = 12,62 mètres carrés. SV : SP = 0,16.

Ciel bleu.

Deux séries de bancs à 4 places. Eclairage à la première et à la quatrième place.

100	90	90	80
100	90	90	80
>100	100	100	90
>100	100	100	90
>100	100	100	90
>100	100	100	90

Salle n° 2

Deuxième classe. — Eclairage unilatéral par trois fenêtres (E).

Les arbres enlèvent une partie de lumière.

SV = 12,62 mètres carrés. SV : SP = 0,16.

Ciel bleu.

Trois séries de bancs à deux places. Eclairage à la deuxième place de chaque banc.

>100	100	90
>100	100	90
>100	100	90
>100	100	90
>100	100	100
>100	100	90
>100	100	90
>100	100	90
>100	100	90

Salle n° 3

Sixième classe. — Eclairage unilatéral par trois fenêtres (S).

SV = 12,62 mètres carrés. SV : SP = 0,16.

Ciel bleu.

Trois séries de bancs à 2 places. Eclairage à la deuxième place de chaque banc.

100	100	100
100	100	100
100	100	100
100	100	100
100	100	100
100	100	100
100	100	100
100	100	100
100	100	100

REZ-DE-CHAUSSÉE. — FILLES

Salle n° 4

Première classe. — Eclairage multilatéral par trois fenêtres à gauche (O) et par deux fenêtres derrière (S).

SV = 19 mètres carrés. SV : SP = 0,24.

Ciel bleu.

Deux séries de bancs à 4 places. Eclairage à la deuxième et à la quatrième places de chaque banc.

>100	>100	>100	100
>100	>100	>100	100

>100	>100	>100	100
>100	>100	>100	100
>100	>100	>100	100
>100	>100	>100	100
>100	>100	>100	100

Salle nº 5.

Deuxième classe. — Eclairage unilatéral par 3 fenêtres (O).

SV = 12.62 mètres carrés. SV : SP = 0.16.

Ciel bleu.

Une série de bancs à sept places et une deuxième série de bancs à deux places. Eclairage à la deuxième et à la sixième places des bancs de la première série et éclairage à la deuxième place de la seconde série.

>100	>100	100
>100	>100	>100
>100	>100	>100
>100	>100	>100
>100	>100	>100
>100	>100	100

Salle nº 6.

Troisième classe. — Eclairage unilatéral par 3 fenêtres (S).

SV = 12,62 mètres carré. SV : SP = 0,16.

Ciel bleu.

Trois séries de bancs à deux places. Eclairage à la deuxième place de chaque banc.

>100	>100	100
>100	>100	100
>100	>100	100
>100	>100	>100
>100	>100	>100
>100	>100	>100
>100	>100	>100
>100	>100	100
>100	>100	100

PREMIER ÉTAGE. — GARÇONS.

Salle n° 7.

Troisième classe. — Eclairage unilatéral par trois fenêtres (E).

SV = 12,62 mètres carré. SV : SP = 0,16.

Ciel légèrement nuageux.

Trois séries de bancs à deux places. Eclairage à la deuxième place de chaque banc.

>100	>100	100
>100	>100	>100
>100	>100	>100
>100	>100	>100
>100	>100	>100
>100	>100	>100
>100	>100	100
>100	>100	100
>100	>100	100

Salle n° 8.

Deuxième classe. — Eclairage unilatéral par trois fenêtres (E).

SV = 12,62 mètres carrés. SV : SP = 0,16.

Ciel nuageux.

Trois séries de bancs à deux places. Eclairage à la deuxième place de chaque banc.

>100	>100	100
>100	>100	100
>100	>100	>100
>100	>100	>100
>100	>100	>100
>100	>100	>100
>100	>100	>100
>100	>100	100
>100	>100	100

Salle n° 9

Quatrième classe. B. — Eclairage unilatéral par trois fenêtres (S.)

SV = 12,62 mètres carrés. SV : SP = 0, 16.

Ciel bleu.

Trois séries de bancs à deux places. Eclairage à la deuxième place de chaque banc.

>100	>100	100
>100	>100	100
>100	>100	>100
>100	>100	>100
>100	>100	>100

100	100	100
100	100	100
100	100	100
100	100	100

PREMIER ÉTAGE. — FILLES

Salle n° 10

Quatrième classe. D. — Eclairage unilatéral par trois fenêtres (S).

SV = 12.62 mètres carrés. SV : SP = 0.16.

Ciel bleu.

Trois séries de bancs à deux places. Eclairage à la deuxième place de chaque banc.

100	100	100
100	100	100
100	100	100
100	100	100
100	100	100
100	100	100
100	100	100
100	100	100
100	100	100

Salle n° 11

Troisième classe. — Eclairage unilatéral par trois fenêtres (O).

SV = 12,62. mètres carrés. SV : SP = 0.16.

Trois séries de bancs à deux places. Eclairage à la deuxième place de chaque banc.

>100	>100	100
>100	>100	100
>100	>100	100
>100	>100	100
>100	>100	100
>100	>100	100
>100	>100	100
>100	>100	100
>100	>100	100

Salle n° 12

Quatrième classe. B. — Eclairage multilatéral par trois fenêtres à gauche (E) et deux fenêtres de derrière (S).

SV = 19 mètres carrés SV : SP = 0,24.

Ciel nuageux.

Trois séries de bancs à deux places. Eclairage à la deuxième place de chaque banc.

>100	>100	100
>100	>100	100
>100	>100	100
>100	>100	100
>100	>100	100
>100	>100	100
>100	100	100
>100	100	90
>100	100	90

DEUXIÈME ÉTAGE. — GARÇONS

Salle n° 13

Cinquième classe. — Eclairage unilatéral par trois fenêtres (E).

SV = 12,62 mètres carrés. SV : SP = 0,16.

Ciel complètement couvert de nuages.

Trois séries de bancs à deux places. Eclairage à la deuxième place de chaque banc.

>100	90	80
>100	90	80
>100	80	90
>100	80	90
>100	80	90
>100	90	90
100	90	90
100	90	90
100	90	90

Salle n° 14

Sixième classe. — Eclairage unilatéral par trois fenêtres (E.)

SV = 12,62 mètres carrés. SV : SP = 0,16.

Ciel nuageux.

Trois séries de bancs à deux places. Eclairage à la deuxième place de chaque banc.

>100	>100	100
>100	>100	100
>100	>100	100
>100	>100	100

>100	>100	100
>100	>100	100
>100	>100	100
>100	>100	100
>100	>100	100

Salle n° 15

Septième classe. — Eclairage unilatéral par trois fenêtres (S).

SV. = 12,62 mètres carrés. SV : SP = 0,16.

Ciel bleu.

Trois séries de bancs à deux places. Eclairage à la deuxième place de chaque banc.

>100	>100	90
>100	>100	100
>100	>100	100
>100	>100	100
>100	>100	100
>100	>100	100
>100	>100	100
>100	>100	100
>100	>100	100

DEUXIÈME ÉTAGE. — FILLES

Salle n° 16.

Septième classe. B. — Eclairage unilatéral par trois fenêtres (S).

SV. = 12,62 mètres carrés. SV : SP. = 0,16.

Trois séries de bancs à deux places. Eclairage à la deuxième place de chaque banc.

>100	>100	100
>100	>100	100
>100	>100	100
>100	>100	100
>100	>100	100
>100	>100	100
>100	>100	100
>100	>100	100
>100	>100	100

Salle n° 17

Cinquième classe. B. — Eclairage unilatéral par trois fenêtres (O).

SV. = 12,62 mètres carrés. SV : SP. = 0,16.

Ciel nuageux.

Trois séries de bancs à deux places. Eclairage à la deuxième place de chaque banc.

>100	>100	100
>100	>100	100
>100	>100	90
>100	100	90
>100	100	90
>100	100	90
>100	100	90
>100	100	90
>100	100	90

Salle n° 18

Sixième classe. B. — Eclairage unilatéral par trois fenêtres à gauche (O) et deux fenêtres derrière (S).

SV. = 19 mètres carrés. SV : SP. = 0,24.

Ciel bleu.

Trois séries de bancs à deux places. Eclairage à la deuxième place de chaque banc.

>100	>100	100
>100	>100	100
>100	>100	100
>100	>100	100
>100	>100	100
>100	>100	100
>100	>100	>100
>100	>100	>100
>100	>100	>100

Conclusions pour Villamont

Les résultats sont très bons. La lumière reçue par toutes les places d'élèves est de beaucoup supérieure aux 10 bougies-mètres exigée comme minimum de la clarté nécessaire.

Elle est de 100 ou même supérieure à 100 bougies-mètres.

Il n'y a que quatre classes, salles 1, 2, 13, 17, où l'intensité lumineuse de quelques places descend de 90 °/₀ et de 80 °/₀ (au-dessous de 100 bougies-mètres). Cette diminution de lumière pour les salles 1 et 2 provient du voisinage des arbres. Dans les salles 13 et 17, se trouvant dans des conditions excellentes, à ciel ouvert, l'éclairage des places de deux dernières séries de bancs est abaissé de 90 °/₀ et 80 °/₀ au-dessous de 100 bougies-mètres. Ce qui s'explique par le fait que les mesures pour ces classes ont été prises par une journée pluvieuse pendant laquelle le ciel était entièrement couvert.

On voit en outre que trois places de la deuxième série de bancs dans la salle 16 n'ont que 80 bougies-mètres, tandis que les places correspondantes de la troisième série de bancs reçoivent 90 bougies-mètres. La partie du ciel visible de celle-là était à ce moment couvert par des nuages plus épais.

L'occasion d'un jour de pluie nous montre que la lumière s'abaisse de 10 % et de 20 %.

ECOLE DE SAINT-ROCH

Cette école se trouve au centre de la ville. Une partie des classes est dirigée au midi, l'autre au nord.

Au sud, une grande cour bordée d'une rue avec des grandes maisons. Dans une de ces maisons se trouve un atelier de serrurerie dont le bruit gêne énormément les leçons.

Au nord, de grands arbres touchent le bâtiment. Vis-à-vis, une rue assez étroite aux maisons élevées, donnant une forte lumière réfléchie.

Entourage peu favorable en général.

La longueur des classes = 11,40 mètres, la largeur des salles 6, 10, 11, 16 = 5,94 mètres, largeur des autres classes = 7,80 mètres. La surface du plancher des quatre premières salles = 67,71 mètres carrés, celles des autres classes = 88,92 mètres carrés. La hauteur = 3,90. La surface vitrée = 15,72 mètres carrés.

Le rapport de la surface vitrée avec la surface du plancher = 0,18. Les stores en étoffe écrue sont placés au-dessus du bord supérieur de la fenêtre.

REZ-DE-CHAUSSÉE. — GARÇONS

Salle N° 1

Sixième classe. A. — Eclairage unilatéral par trois fenêtres (S.)

SV = 15,75 mètres carrés. SV : SP = 0,18.

En face des maisons donnant une lumière réfléchie.

Ciel bleu.

Trois séries de bancs à deux places. Eclairage à la deuxième place de chaque banc.

>100	100	90
>100	100	100
>100	>100	100
>100	>100	100
>100	>100	100
>100	>100	>100
>100	>100	>100
>100	>100	100
>100	>100	100

Salle N° 2

Sixième classe. D. — Eclairage unilatéral par trois fenêtres (N.)

SV = 15,75 mètres carrés. SV : SP = 0,18.

Les arbres obstruent la lumière.

En face des maisons sans lumière réfléchie.

Ciel bleu.

Trois séries de bancs à deux places. Eclairage à la deuxième place de chaque banc.

100	60	50
100	60	50
100	60	60
100	70	70
100	90	70
100	90	60
100	90	50
100	90	50
100	60	40

REZ-DE-CHAUSSÉE. — FILLES

Salle N° 3

Cinquième classe. A. — Eclairage unilatéral par trois fenêtres (N.)

SV = 15,75 mètres carrés. SV : SP = 0,18.

Les arbres obstruent la lumière.

En face des maisons donnant une lumière réfléchie.

Trois séries de bancs à deux places. Eclairage à la deuxième place de chaque banc.

100	90	90
90	>100	90
>100	100	100
>100	100	100
>100	100	100
>100	>100	100
>100	>100	100
>100	>100	100
100	90	100

Salle n° 4

Salle n'ayant pas de destination. — Eclairage unilatéral par trois fenêtres (S).

En face une maison avec lumière réfléchie.

SV = 15,75 mètres carrés. SV : SP = 0,18.

Ciel bleu.

Trois séries de bancs à deux places.

Eclairage à la deuxième place de chaque banc.

>100	>100	100
>100	>100	100
>100	>100	100
>100	>100	>100
>100	>100	>100
>100	>100	>100
>100	>100	>100
>100	>100	100
>100	>100	100

PREMIER ÉTAGE. — GARÇONS.

Salle n° 5

Quatrième classe. A. — Eclairage unilatéral par trois fenêtres (S).

SV = 15,75 mètres carrés. SV : SP = 0,18.

Ciel bleu.

Trois séries de bancs à deux places.

Eclairage à la deuxième place de chaque banc.

>100	100	90
>100	100	90
>100	100	90
>100	100	90
>100	100	90
>100	100	90
>100	>100	100
>100	>100	100
>100	>100	100

Salle n° 6

Troisième Classe. D. — Eclairage par trois fenêtres (N).

SV = 15,75 mètres carrés. SV : SP = 0,18.

En face, arbres et maisons.

Ciel bleu.

Une série de bancs à six places.

Eclairage à la première et à la sixième places.

100	90
100	90
100	90
100	90
100	90
100	100
100	100

Salle n° 7

Cinquième classe. A. — Eclairage unilatéral par trois fenêtres (N).

SV = 15,75 mètres carrés. SV : SP = 0,18.

En face, arbres et maisons.

Ciel bleu.

Trois séries de bancs à deux places.

Eclairage à la deuxième place de chaque banc.

>100	100	90
>100	100	90
>100	90	90
>100	100	90
>100	100	90
>100	100	90
>100	>100	100
>100	>100	100
>100	>100	90

PREMIER ÉTAGE. — FILLES

Salle n° 8

Deuxième classe. A. — Eclairage unilatéral par trois fenêtres (S).

SV = 15,75 mètres carrés. SV : SP = 0,18.

En face maisons.

Ciel bleu.

Trois séries de bancs à deux places.

Eclairage à la deuxième place de chaque banc.

>100	100	90
>100	100	90
>100	>100	100
>100	100	100
>100	>100	100
>100	100	100
>100	>100	100
>100	100	100
>100	100	100

Salle n° 9

Quatrième classe. E. — Eclairage unilatéral par trois fenêtres (N).

SV = 15,75 mètres carrés. SV : SP = 0,18.

En face, arbres et maisons.

Ciel bleu.

Trois séries de bancs à deux places.

Eclairage à la deuxième place de chaque banc.

>100	>100	100
>100	>100	100
>100	>100	100
>100	>100	100
>100	>100	>100
>100	>100	100
>100	>100	100
>100	>100	100
>100	100	90

Salle n° 10

Classe ménagère. — Eclairage unilatéral par trois fenêtres (S).

SV = 15,75 mètres carrés. SV : SP = 0,23.

Ciel bleu.

Deux séries de bancs à deux places.

Eclairage à la deuxième place de chaque banc.

100	100
>100	100
>100	100
>100	100
>100	100
>100	100
>100	100

DEUXIÈME ÉTAGE. — GARÇONS

Salle n° 11

Première classe. A. — Eclairage unilatéral par trois fenêtres (N).

SV = 15,75 mètres carrés. SV : SP = 0,18.

Ciel bleu.

Une série de bancs à six places.

Eclairage à la deuxième et à la sixième places.

>100	100
>100	100
>100	100
>100	100
>100	100
>100	90
>100	90
>100	90

Salle n° 12

Troisième classe. A. — Eclairage unilatéral par trois fenêtres (N).

SV = 15,75 mètres carrés. SV : SP = 0,18.

Ciel bleu.

Trois séries de bancs à deux places. Eclairage à la deuxième place de chaque banc.

>100	100	90
>100	100	100
>100	100	100
>100	100	100
>100	100	100
>100	100	100
>100	100	90
>100	100	100
>100	100	100

Salle n° 13

Deuxième classe. — Eclairage unilatéral par trois fenêtres (S).

SV = 15,75 mètres carrés. SV : SP = 0,18.

Ciel bleu.

Deux séries de bancs à quatre places.

Eclairage à la deuxième et à la quatrième places de chaque banc.

>100	>100	100	90
>100	>100	100	100
>100	>100	100	100
>100	>100	100	100
>100	>100	100	100

DEUXIÈME ÉTAGE. — FILLES

Salle n° 14

Troisième classe.A. — Eclairage unilatéral par trois fenêtres (N).

SV = 15,75 mètres carrés. SV : SP = 0,18.

Ciel bleu.

Trois séries de bancs à deux places.

Eclairage à la deuxième place de chaque banc.

>100	100	90
>100	100	100
>100	>100	100
>100	>100	100
>100	>100	100
>100	>100	100
>100	>100	100
>100	100	100
>100	100	100

Salle n° 15

Première classe. — Eclairage unilatéral par trois fenêtres (S).

SV = 15,75 mètres carrés. SV : SP = 0.18.

Ciel bleu.

Deux séries de bancs à quatre places.

Eclairage à la deuxième et à la quatrième places de chaque banc.

100	100	100	90
100	100	100	90
100	100	100	90
100	100	100	90
100	100	100	90
100	100	100	90
>100	>100	100	90

Salle n° 16

Classe ménagère. — Eclairage unilatéral par trois fenêtres (S).

SV = 15,75 mètres carrés. SV : SP = 0.23.

Ciel bleu.

Deux séries de bancs à deux places.

Eclairage à la deuxième place de chaque banc.

100	100
100	100
100	100
100	100
100	100
>100	100
>100	100

Conclusions

Les résultats obtenus pour toutes les salles à l'exception de la salle 2 sont bons.

L'éclairage de quelques places de la troisième série des bancs descend seulement de 90 % au-dessous de 100 bougies-mètres obtenus pour d'autres places.

La salle 2 est mal éclairée, ce qui provient de l'entourage. De grands arbres touchent les fenêtres et vis-à-vis est une rue assez étroite aux maisons élevées. La salle 3 qui se trouve dans les mêmes conditions (même orientation, même entourage) présente un bon éclairage, grâce à la lumière réfléchie par des maisons d'en face.

Les autres classes du nord, ayant moins d'obstacles devant elles ont toutes une lumière abondante.

ÉCOLE SUPÉRIEURE DE JEUNES FILLES

DE LA VILLE DE LAUSANNE.

VILLAMONT DESSOUS

Ce bâtiment est un peu éloigné du centre de la ville.

Orientation au midi.

Les classes de l'est et de l'ouest reçoivent comme lumière adjuvente du nord et du midi. Une salle n° 14, classe de dessin, est orientée exclusivement au nord.

Au sud, vue libre sur les montagnes. *A l'est*, se trouve une place dégageant bien le bâtiment; la distance de la maison voisine est au moins deux fois plus grande que sa hauteur.

A l'ouest, une maison à distance de 3 ou 4 mètres obscurcit la lumière des classes du rez-de-chaussée et de celles du premier étage.

Au nord, une rue élargie par les jardins des maisons vis-à-vis.

La longueur des classes du midi et de celles du nord = 10,60 mètres, la longueur des autres classes = 8,30 mètres. La largeur = 6,80 mètres. La surface du plancher = 72,08 mètres carrés et 55,44 mètres carrés. La hauteur = 3,80 mètres. La surface vitrée des classes avec éclairage unilatéral = 14,10 mètres carrés et celle des classes avec éclairage bilatéral = 15,28 mètres carrés.

Le rapport entre la surface vitrée et la surface du plancher = 0,20 et 0,27.

Les stores en couleur écrue sont placés au-dessus du bord supérieur de la fenêtre.

REZ-DE-CHAUSSÉE

Salle n° 1

Quatrième classe. — Eclairage unilatéral par trois fenêtres (S).

Ciel légèrement nuageux.

SV = 14,10 mètres carrés. SV : SP = 0,20.

Trois séries de bancs à deux places.

Eclairage à la deuxième place de chaque banc.

>100	>100	100
>100	>100	100
>100	>100	100
>100	>100	100
>100	100	100
>100	100	100

Salle n° 2

Deuxième classe. A. — Eclairage multilatéral. Deux fenêtres à gauche (E) et deux fenêtres derrière (N), dont les quatre carreaux inférieurs en verre opaque.

SV = 15,28 mètres carrés. SV : SP = 0,27.

Ciel bleu.

Trois séries de bancs à deux places. Eclairage à la deuxième place de chaque banc.

100	90	90
100	90	90
100	100	100
100	100	100
100	100	100

Salle n° 3

Deuxième classe. B. — Eclairage unilatéral par deux fenêtres (O), dont les deux carreaux inférieurs en verre opaque.

SV = 14.10 mètres carrés. SV : SP = 0.20.

En face une maison.

Ciel bleu.

Trois séries de bancs à deux places. Eclairage à la deuxième place de chaque banc.

90	100	100
90	100	100
90	90	100
100	90	90
100	90	

Salle n° 4

Troisième classe. A. — Eclairage unilatéral par deux fenêtres (O), dont les deux carreaux inférieurs en verre opaque.

SV = 14.10 mètres carrés. SV : SP = 0.20.

En face une maison.

Ciel nuageux.

Trois séries de bancs à deux places. Eclairage à la deuxième place de chaque banc.

100	90	90
90	100	90
90	100	100
100	100	100
100	100	100
100	100	100

Salle n° 5

Troisième classe. B. — Eclairage unilatéral par deux fenêtres (E).

SV = 14,10 mètres carrés. SV : SP = 0,20.

Trois séries de bancs à deux places. Eclairage à la deuxième place de chaque banc.

>100	90	90
>100	90	90
>100	>100	100
>100	>100	90
>100	>100	90

Salle n° 6.

Cinquième classe. — Eclairage unilatéral par trois fenêtres (S).

SV = 14,10 mètres carrés. SV : SP = 0,20.

Ciel bleu.

Trois séries de bancs à deux places. Eclairage à la deuxième place de chaque banc.

>100	100	100
>100	100	100
>100	>100	100
>100	>100	100
>100	>100	>100
>100	>100	100
>100	>100	100

PREMIER ÉTAGE.

Salle n° 7.

Deuxième classe, gymnase. — Eclairage unilatéral. Deux fenêtres à gauche (O) et deux fenêtres derrière (S).

SV = 15.28 mètres carrés. SV : SP = 0.27.

Ciel bleu.

Trois séries de bancs à deux places. Eclairage à la deuxième place de chaque banc.

100	90	90
>100	100	100
>100	100	100
>100	100	100
>100	>100	

Salle n° 8

Classe commerciale. — Eclairage unilatéral par deux fenêtres (O).

SV = 14,10 mètres carrés. SV : S P = 0,20.

90	100	100
100	100	100
100	100	100
>100	100	90
>100	90	90

Salle n° 9

Première classe gymnase. — Eclairage unilatéral par trois fenêtres (S).

SV = 14,10 mètres carrés. SV : SP = 0,20.

Ciel bleu.

Trois séries de bancs à deux places. Eclairage à la deuxième place de chaque banc.

>100	>100	100
>100	>100	>100
>100	>100	>100
>100	>100	100
>100	>100	100
>100	>100	100
>100	>100	100

Salle n° 10

Classe d'externes. — Eclairage multilatéral. Deux fenêtres à gauche (S), et deux fenêtres derrière (O), dont les quatre carreaux inférieurs en verre opaque.

SV = 15,28 mètres carrés. SV : SP = 0,27.

Ciel bleu.

Trois séries de bancs à deux places. Eclairage à la deuxième place de chaque banc.

>100	100	100
>100	>100	100
>100	>100	100
>100	>100	100
	>100	
	>100	

Salle n° 11

Première classe. B. — Eclairage unilatéral par deux fenêtres (E).

SV = 14,10 mètres carrés. SV : SP = 0,20.

Ciel bleu.

Trois séries de bancs à deux places. Eclairage à la deuxième place de chaque banc.

>100	90	90
>100	90	90
>100	>100	100
>100	100	90
	100	90

Salle n° 12

Première classe A. — Eclairage unilatéral par trois fenêtres (S).

SV = 14,10 mètres carrés. SV : SP = 0,20.

Ciel bleu.

Trois séries de bancs à deux places. Eclairage à la deuxième place de chaque banc.

>100	>100	100
>100	>100	100
>100	>100	100
>100	>100	100
>100	>100	100
>100	>100	100
>100	>100	100

DEUXIÈME ÉTAGE

Salle n° 13

Troisième classe, gymnase. — Eclairage unilatéral par deux fenêtres (E).

SV = 14,10 mètres carrés. SV : SP = 0,20.

Trois séries de bancs à deux places. Eclairage à la deuxième place de chaque banc.

>100	100	100
>100	100	100
>100	100	100
>100	100	90
>100	100	90

Salle n° 14

Salle de dessin. — Eclairage unilatéral par trois fenêtres (N).

SV = 14,10 mètres carrés. SV : SP = 0,20.

En face maisons avec lumières réfléchies.

Ciel nuageux.

Trois séries de bancs à deux places. Eclairage à la deuxième place de chaque banc.

>100	>100	100
>100	>100	100
>100	>100	100
>100	>100	100
>100	>100	100
>100	>100	100
>100	100	100

Salle n° 15

Classe de conférence. — Eclairage unilatéral par deux fenêtres (O).

SV = 14,10 mètres carrés. SV : SP = 0,20.

Ciel bleu.

Trois séries de bancs à deux places. Eclairage à la deuxième place de chaque banc.

>100	>100	100
>100	>100	100
>100	>100	100
>100	>100	100
>100	>100	100
>100	>100	100
>100	>100	
100	100	

Salle n° 16

Classe de physique. — En forme d'amphithéâtre à faible inclinaison.

Eclairage unilatéral par trois fenêtres (S).

SV = 14,10 mètres carrés. SV : SP = 0,20.
Ciel nuageux.
Eclairage à la deuxième, quatrième et septième places.

>100	100	90
>100	100	90
100	90	90
100	90	80
100	90	80
100	90	80
100	80	70

Conclusions

Excellents résultats pour toutes les salles, sauf la salle 16.

La lumière de cette salle, classe de physique, diminue de 20 °/₀ pour les places les plus éloignées de la fenêtre de 4, 5 et 6 rangs et de 30 °/₀ pour la place du septième rang.

Cet abaissement, pas très grand, provient de la forme de la classe en amphithéâtre à faible inclinaison.

Remarquons que la classe de dessin dirigée au nord a une lumière abondante et bien uniforme.

Les carreaux inférieurs, en verre opaque, ne diminuent pas la lumière. Si elle est inférieure de 10 °/₀ à 100 bougies-mètres, dans les salles 3 et 4, c'est plutôt la conséquence du voisinage de la maison.

ECOLE DU MUSÉE ARLAUD

Cette petite école se trouve au centre de la ville, dans une partie enfoncée.

Elle est entourée de tous les côtés par les maisons. Orientation au midi.

Au sud, une petite terrasse avec maisons élevées.

A *l'est* et à *l'ouest* des escaliers d'une largeur de 3 mètres la séparent de hautes maisons.

La situation et l'entourage sont très mauvais.

Les fenêtres du rez-de-chaussée sont voûtées et la moitié inférieure de leurs vitres est en verre rayé. Les fenêtres de l'est et de l'ouest sont munies de treillis.

La longueur = 8m07 et 8m70 ; largeur = 9m0.

La surface du plancher = 72.63m² et 78.30m², la hauteur = 4m82 et 3m40, la surface vitrée des fenêtres d'en bas = 8m²001 et celle des fenêtres d'en haut = 2m²89.

Le rapport entre la surface vitrée et la surface du plancher = 0.11 et 0.04.

REZ-DE-CHAUSSÉE

Salle n° 1

Septième classe D. — Eclairage unilatéral par trois fenêtres S.

SV = 8.00 mètres carrés. SV : SP. = 0.11.

En face, des maisons donnant une lumière réfléchie.

Ciel bleu.

Quatre séries de bancs à deux places. Eclairage à la deuxième place de chaque banc.

100	80	60	50
100	80	60	50
100	80	60	50
100	80	60	50
100	80	60	
100	80	50	
100			

Salle n° 2

Septième E. classe. — Eclairage unilatéral par trois fenêtres (S).

SV. = 8,00 mètres carrés. SV : SP. = 0,11.

En face, maisons sans lumière réfléchie.

Ciel bleu.

Quatre séries de bancs à deux places. Eclairage à la deuxième place de chaque banc.

>100	100	90	60
>100	100	90	60
>100	100	70	60
>100	100	60	40
>100	100	60	35
>100	100	50	35

PREMIER ÉTAGE

Salle n° 3

Septième classe. D. — Eclairage unilatéral par trois fenêtres (S).

Maisons autour.

SV. = 2,89 mètres carrés. SV : SP = 0,04.

Ciel bleu.

Quatre séries de bancs à deux places. Eclairage à la deuxième place de chaque banc.

100	90	70	45
100	90	80	40
100	90	60	40
100	70	50	40
90	80	50	30
90	70	40	
90			

Salle n° 4

Septième A. classe. — Eclairage unilatéral. Trois fenêtres à gauche (S) et deux fenêtres derrière (E).

SV. = 4,83 mètres carrés. SV : SP. = 0,06.

Ciel bleu.

Quatre séries de bancs à deux places. Eclairage à la deuxième place de chaque blanc.

80	70	55	70
90	80	60	50
90	80	60	50
90	90	50	40
90	80	60	50
100	80	60	50
100	70		

Conclusions

L'éclairage de cette école est peu satisfaisant. Cela tient au voisinage des maisons.

Les places de la quatrième série de bancs de chaque classe attiendront en hiver à peine 10 bougies-mètres.

ECOLE DE LA MADELEINE

Cette petite école, rappelant par sa construction une baraque, est située sur une élévation, ouverte au S.-O. d'où vient la lumière des classes.

Longueur des classes = 8,63 mètres, longueur = 5,43 mètres et 6,00 mètres, la surface du plancher = 46,80 mètres carré et 51,90 mètres carré, la surface vitrée = 5,15 mètres carré. Le rapport entre la surface vitrée et la surface du plancher = 0,11 et 0,09.

REZ-DE-CHAUSSÉE

Salle N° 1

Septième classe. A. — Eclairage unilatéral par quatre fenêtres (S.-O.)

SV = 5,15 mètres carrés. SV : PS = 0,11.

Ciel bleu.

Trois séries de bancs à deux places. Eclairage à la deuxième place de chaque banc,

>100	100	100
>100	100	100
>100	100	100
>100	100	100
>100	100	90
>100	100	
100	90	
90		

Salle N° 2

Sixième classe. D. — Eclairage unilatéral par quatre fenêtres (S.-O.)

SV = 5,15 mètres carrés. SV : SP = 0,11.

Ciel bleu.

Trois séries de bancs à deux places. Eclairage à la deuxième place de chaque banc.

100	90	90
100	90	90
100	100	90
100	100	90
100	100	90
100	100	90
100	100	

Salle N° 3

Sixième classe. A. — Eclairage unilatéral par quatre fenêtres (S.-O.)

SV = 5,15 mètres carrés. SV : SP = 0,11.

Ciel bleu.

Trois séries de bancs à deux places. Eclairage à la deuxième place de chaque banc.

100	90	90
100	90	90
100	90	90
100	90	90
100	90	90
100	90	90
90	90	90
90	90	

PREMIER ÉTAGE

Salle N° 4

Septième classe. D. — Eclairage unilatéral par quatre fenêtres (S.-O.)

SV = 5.15 mètres carrés. SV : SP = 0.09.

Ciel bleu.

Trois séries de bancs à deux places. Eclairage à la deuxième place de chaque rang.

100	90	90
100	90	90
100	90	90
100	90	90
100	100	90
100	90	90
100	90	90
100	90	90

Salle N° 5

Sixième classe. E. — Eclairage unilatéral par quatre fenêtres (S.-O).

SV = 5.15 mètres carrés. SV : SP = 0,09

Ciel bleu.

Trois séries de bancs à deux places. Eclairage à la deuxième place de chaque banc.

100	90	90
100	90	90
100	90	90
100	90	90
100	90	90
100	100	90
100	90	90
	90	

Salle N° 6

Cinquième classe. E. — Eclairage unilatéral par quatre fenêtres (S.-O.)

SV = 5.15 mètres carrés. SV : s = 0,69.

Ciel bleu.

Trois séries de bancs à deux places. Eclairage à la deuxième place de chaque banc.

100	90	90
100	90	90
100	90	90
100	90	90
90	90	90
90	90	90
90	90	90
90	90	80

Conclusions

Les résultats obtenus montrent que cette petite école est bien éclairée.

Pas une place au-dessous de 90 bougies-mètres.

ECOLE DE BEAULIEU

Ce bâtiment est en dehors de la ville, dans un endroit bien élevé.

Orientalion au midi. Les classes de l'est et de l'ouest reçoivent la lumière adjuvante du nord et du midi.

Au sud vue sur le lac.

A l'est, une rue assez large avec une maisonnette à première étage.

A l'ouest, une maison à la distance deux fois plus grande que sa hauteur.

Au nord, une vaste prairie.

La longueur des classes = 11,30 mètres, la largeur = 7,00 mètres. La surface du plancher = 79,10 mètres carrés. La hauteur = 3,90 mètres.

La surface vitrée des classes avec éclairage unilatéral = 15 mètres carrés et celle des classes avec éclairage bilatéral = 21,25 mètres carrés.

Le rapport entre la surface vitrée et la surface du plancher = 0,19 et 0,27.

Les stores en couleur écrue sont placés au-dessous du bord supérieur de sa fenêtre.

REZ-DE-CHAUSSÉE. — GARÇONS

Salle n° 1

Troisième classe. — Eclairage unilatéral par trois fenêtres (S).

SV = 15 mètres carrés. SV : = 0,19.

Ciel bleu.

Trois séries de bancs à deux places. Eclairage à la deuxième place de chaque banc.

>100	100	90
>100	100	90
>100	>100	90
>100	>100	100
>100	>100	100
>100	>100	100
>100	>100	100
>100	>100	100
>100	>100	100

Salle n° 2

Première classe. — Eclairage multilatéral par trois fenêtres à gauche (E) et par deux fenêtres de derrière (N).

SV = 21,25 mètres carrés. SV : SP = 0,27.

Ciel bleu.

Deux séries de bancs à quatre places. Eclairage à la première et à la quatrième place de chaque banc.

>100	100	90	70
>100	100	90	80
>100	100	90	70
>100	100	90	70
>100	100	90	80
>100	100	100	90
>100	100	100	100

Salle n° 3

Deuxième classe. — Eclairage unilatéral par trois fenêtres (E).

SV = 15 mètres carrés. SV : SP = 0,19.

Ciel bleu.

Trois séries de bancs à deux places. Eclairage à la deuxième place de chaque banc.

>100	100	90
>100	100	90
>100	100	90
>100	100	90
>100	100	90
>100	100	90
>100	100	90
>100	100	90
>100	100	90

REZ-DE-CHAUSSÉE. — FILLES

Salle n° 4

Première classe. — Eclairage multilatéral par trois fenêtres à gauche (O), et deux fenêtres de derrière (S).

Une maison donnant une lumière réfléchie.

SV = 21,25 mètres carrés. SV : SP = 0,27.

Deux séries de bancs à quatre places. Eclairage à la deuxième et à la quatrième place de chaque banc.

>100	>100	100	90
>100	>100	100	100
>100	>100	100	90
>100	>100	100	100
>100	>100	100	100
>100	>100	100	100
>100	>100	100	100

Salle n° 5

Deuxième classe. — Eclairage unilatéral par trois fenêtres (S).

SV = 15 mètres carrés. SV : SP = 0,19.

Ciel bleu.

Une série de bancs à six places.

Eclairage à la deuxième et à la sixième place de chaque banc.

100	100
100	100
>100	100
>100	100
>100	100
>100	100
100	90

Salle n° 6

Troisième classe. — Eclairage unilatéral par trois fenêtres (O).

SV = 15 mètres carrés. SV : SP = 0,19.

Une maison en face.

Ciel bleu.

Trois séries de bancs à deux places. Eclairage à la deuxième place de chaque banc.

>100	100	90
>100	>100	90
>100	100	90
>100	>100	90
>100	100	80
>100	>100	80
>100	100	80
>100	100	80
>100	90	80

PREMIER ÉTAGE. — GARÇONS

Salle n° 7.

Quatrième classe. — Eclairage unilatéral par trois fenêtres (E).

SV = 15 mètres carrés. SV : SP = 0,19.

Ciel bleu.

Trois séries de bancs à deux places. Eclairage à la deuxième place de chaque banc.

>100	100	100
>100	100	100
>100	100	100
>100	100	100
>100	100	100
>100	100	100
>100	100	100
>100	100	100
>100	100	100

Salle n° 8

Cinquième classe. — Eclairage unilatéral par trois fenêtres (S).

SV = 15 mètres carrés, SV : SP = 0,19.

Ciel bleu.

Trois séries de bancs à deux places. Eclairage à la deuxième place de chaque banc.

>100	>100	90
>100	>100	100
>100	>100	100
>100	>100	100

>100	>100	180
>100	>100	100
>100	>100	100
>100	100	100
>100	100	100

Salle n° 9

Quatrième classe. — Eclairage multilatéral par trois fenêtres à gauche (E) et par deux fenêtres de derrière (N).

SV = 21,25 mètres carrés. SV : SP = 0,27.

Ciel nuageux.

Trois séries de bancs à deux places. Eclairage à la deuxième place de chaque banc.

>100	100	90
>100	100	90
>100	100	90
>100	100	90
>100	100	100
>100	100	100
>100	>100	100
>100	>100	100
>100	>100	100

PREMIER ÉTAGE. — FILLES.

Salle n° 10.

Quatrième classe. — Eclairage multilatéral par trois fenêtres à gauche (O) et par deux fenêtres de derrière (S).

SV = 21,25 mètres carrés. SV : SP = 0,27.

Ciel bleu.

Trois séries de bancs à deux places. Eclairage à la deuxième place de chaque banc.

>100	>100	100
>100	>100	100
>100	>100	100
>100	>100	100
>100	>100	100
>100	>100	100
>100	>100	>100
>100	>100	>100
>100	>100	>100

Salle n° 11

Cinquième classe. — Eclairage unilatéral par trois fenêtres (S).

SV = 15 mètres carrés. SV : SP = 0,19.

Ciel bleu.

Trois séries de bancs à deux places. Eclairage à la deuxième place de chaque banc.

>100	>100	100
>100	>100	100
>100	>100	100
>100	>100	100
>100	>100	90
>100	>100	90
>100	>100	90
>100	>100	90
>100	>100	90

Salle n° 12

Troisième classe. — Eclairage unilatéral par trois fenêtres (O).

SV = 15 mètres carrés. SV : SP = 0,19.

Ciel bleu.

Trois séries de bancs à deux places. Eclairage à la deuxième place de chaque banc.

100	100	100
100	100	100
100	100	90
100	100	90
100	100	90
100	100	90
100	100	90
100	100	90
100	90	90

DEUXIÈME ÉTAGE. — GARÇONS

Salle n° 13

Septième classe. — Eclairage unilatéral par trois fenêtres S.

SV = 15 mètres carrés. SV : SP = 0,19.

Ciel bleu.

Trois séries de bancs à deux places. Eclairage à la deuxième place de chaque banc.

100	100	100
100	100	100
100	100	100
100	100	100
100	100	100
100	100	100
100	100	100
100	100	100
100	100	100

Salle n° 14

Cinquième classe. — Eclairage multilatéral par trois fenêtres à gauche (E) et par deux fenêtres de derrière (N).

SV = 21,25 mètres carrés. SV : SP = 0,27.

Ciel bleu.

Trois séries de bancs à deux places. Eclairage à la deuxième place de chaque banc.

>100	>100	100
>100	>100	100
>100	>100	100
>100	>100	100
>100	>100	100
>100	>100	>100
>100	>100	>100
>100	>100	>100

Salle n° 15

Sixième classe. — Eclairage unilatéral par trois fenêtres (E).

SV = 15 mètres carrés. SV : SP = 0,19.

Ciel bleu.

Trois séries de bancs à deux places. Eclairage à la deuxième place de chaque banc.

>100	>100	100
>100	>100	100
>100	>100	100
>100	>100	100
>100	>100	100
>100	>100	100
>100	>100	100
>100	>100	100
>100	>100	100

DEUXIÈME ÉTAGE. — FILLES

Salle n° 16

Septième classe. — Eclairage unilatéral par trois fenêtres (S).

SV = 15 mètres carrés. SV : SP = 0,19.

Ciel bleu.

Trois séries de bancs à deux places. Eclairage à la deuxième place de chaque banc.

100	100	100
100	100	100
100	100	100
100	100	100
100	100	100
100	100	100
100	100	100
100	100	100
100	100	100

Salle n° 17

Sixième classe. — Eclairage multilatéral par trois fenêtres à gauche (O) et par deux fenêtres de derrière (S).

SV = 21.25 mètres carrés. SV : SP = 0,27.

Ciel bleu.

Trois séries de bancs à deux places. Eclairage à la deuxième place de chaque banc.

>100	>100	100
>100	>100	100
>100	>100	100
>100	>100	100
>100	>100	100
>100	>100	100
>100	>100	100
>100	>100	100
>100	>100	100

Salle n° 18

Cinquième classe. — Eclairage unilatéral par trois fenêtres (O).

SV = 15 mètres carrés. SV : SP = 0,19.

Ciel nuageux.

Trois séries de bancs à deux places. Eclairage à la deuxième place de chaque banc.

>100	>100	100
>100	>100	100
>100	>100	100
>100	>100	100
>100	>100	100
>100	>100	100
>100	>100	100
>100	>100	100
>100	>100	100

REZ-DE-CHAUSSÉE INFÉRIEUR

Salle n° 19

Ecole enfantine. — Eclairage unilatéral par une fenêtre (sud).

Ciel nuageux.

Trois séries de bancs à deux places. Eclairage à toutes les places.

1er rang.		2e rang.		3e rang.	
90	90	80	60	60	60
90	90	80	60	60	50
70	80	80	60	50	50
		70	60		

Salle n° 20

Troisième classe. — Eclaire unilatéral par trois fenêtres (S).

Ciel nuageux.

Trois séries de bancs à deux places. Eclairage à la deuxième place chaque banc.

90	80	70
90	80	70
90	80	60
90	80	60
90	80	70
90	80	70
90	80	70
90	80	70
90	80	70

Conclusions

Excellents résultats. Les deux classes du rez-de-chaussée inférieur seules sont moins bien éclairées. Cela tient à la surface vitrée qui est insuffisante dans la salle 20 et tout particulièrement au voisinage du sol. La cause de l'insuffisance de lumière dans la classe enfantine est dûe à la disposition des bancs en retrait de la fenêtre. Malgré cela, l'éclairage de ces deux classes est supérieur de 10 bougies-mètres au minimum de clarté exigé.

ÉCOLE D'OUCHY

Cette nouvelle construction se trouve sur une pente entre la ville et le port.

Orientation au midi. Les classes de l'est et de l'ouest reçoivent la lumière adjuvante du nord et du midi.

Espace libre de tous les côtés. Longueur des classes = 11 mètres 30, la largeur = 7 mètres. La surface du plancher = 79,10 mètres carrés. La hauteur = 3 m. 90. La surface vitrée des classes avec éclairage unilatéral = 15 mètres carrés et celle des classes avec éclairage bilatéral = 21,25 mètres carrés.

Le rapport entre la surface vitrée et la surface du plancher = 0,19 et 0,27.

Les stores, en couleur écrue, sont placés au-dessus du bord supérieur de la fenêtre.

REZ-DE-CHAUSSÉE. — GARÇONS

Salle n° 1

Première classe. — Eclairage multilatéral par trois fenêtres à gauche (E), et par deux fenêtres de derrière (N).

SV = 15 mètres carrés. SV : SP = 0,19.

Ciel bleu.

Trois séries de bancs à deux places. Eclairage à la deuxième place de chaque banc.

>100	>100	100
>100	>100	>100
>100	>100	>100
>100	>100	>100
>100	>100	>100

Salle n° 2

Deuxième classe. — Eclairage unilatéral par deux fenêtres (E).

SV = 15 mètres carrés. SV : SP = 0,19.

Ciel bleu.

Trois séries de bancs à deux places. Eclairage à la deuxième place de chaque banc.

>100	>100	100
>100	>100	100
>100	>100	100
>100	>100	100
>100	>100	>100
>100	>100	>100

Salle n° 3

Salle n'ayant pas encore de destination. — Eclairage unilatéral par trois fenêtres (S).

SV = 15 mètres carrés. SV : SP = 0,19.

Ciel bleu.

Trois séries de bancs à deux places. Eclairage à la deuxième place de chaque banc.

>100	>100	100
>100	>100	100
>100	>100	>100
>100	>100	>100
>100	>100	>100
>100	>100	>100
>100	>100	100
>100	>100	100

REZ DE-CHAUSSÉE. — FILLES

Salle n° 4

Première classe. — Eclairage multilatéral par trois fenêtres à gauche (O), et par deux fenêtres de derrière (S).

SV = 21,25 mètres carrés. SV : SP = 0,27.

Ciel nuageux.

Deux séries de bancs à quatre places. Eclairage à la deuxième et à la quatrième places de chaque banc.

>100	>100	100	100
>100	>100	100	100
>100	>100	>100	100
>100	>100	>100	100
>100	>100	>100	100
>100	>100	>100	100
>100		>100	100

Salle n° 5

Deuxième classe. — Eclairage unilatéral par trois fenêtres (S).

SV = 15 mètres carrés. SV : SP = 0,19.

Ciel complètement couvert de nuages.

Trois séries de bancs à deux places. Eclairage à la deuxième place de chaque banc.

>100	100	90
>100	100	90
>100	100	100
>100	>100	100
>100	>100	100
>100	>100	100
>100	100	100
>100	100	100

PREMIER ÉTAGE. — GARÇONS

Salle n° 6

Quatrième classe. — Eclairage multilatéral par trois fenêtres à gauche (E) et par deux fenêtres de derrière (N).

SV = 21,25 mètres carrés. SV : SP = 0,27.

Ciel bleu

Trois séries de bancs à deux places. Eclairage à la deuxième place de chaque banc.

>100	>100	100
>100	>100	100
>100	>100	100
>100	>100	100
>100	>100	>100
>100	>100	>100
>100	>100	>100

Salle n° 7

Troisième classe. — Eclairage unilatéral par trois fenêtres (E).

SV = 15 mètres carrés. SV : SP = 0,19.

Ciel bleu.

Trois séries de bancs à deux places. Eclairage à la deuxième place de chaque banc.

>100	>100	108
>100	>100	100
>100	>100	>100
>100	>100	100
>100	>100	100
>100	>100	100

Salle n° 8

Quatrième classe. — Eclairage unilatéral par trois fenêtres (S).

SV = 15 mètres carrés. SV : SP = 0,19.

Ciel bleu.

Trois série de bancs à deux places. Eclairage à la deuxième place de chaque banc.

>100	>100	100
>100	>100	100
>100	>100	>100
>100	>100	>100
>100	>100	>100
>100	>100	100

PREMIER ÉTAGE. — FILLES

Salle n° 9

Troisième classe. — Eclairage multilatéral par trois

fenêtres à gauche (O) et par deux fenêtres derrière (S).

SV = 21,25 mètres carrés. SV : SP = 0,27.

Trois séries de bancs à deux places. Eclairage à la deuxième place de chaque banc.

>100	>100	100
>100	>100	100
>100	>100	100
>100	>100	100
>100	>000	>100
>100	>100	>100
>100	>100	>100

Salle n° 10

Salle n'ayant pas encore de destination. — Eclairage unilatéral par trois fenêtres (O).

SV = 15 mètres carrés. SV : SP = 0,19.

Trois séries de bancs à deux places. Eclairage à la deuxième place de chaque banc.

>100	>100	100
>100	>100	>100
>100	>100	100
>100	>100	100
>100	>100	100
>100	100	100

Salle n° 11

Quatrième classe. — Eclairage unilatéral par trois fenêtres (S).

SV = 15 mètres carrés. SV : SP = 0,19.

Ciel bleu.

Trois séries de bancs à deux places. Eclairage à la deuxième place de chaque banc.

>100		
>100	>100	100
>100	>100	>100
>100	>100	>100
>100	>100	>100
>100	>100	100
>100	>100	100

DEUXIÈME ÉTAGE. — GARÇONS

Salle n° 12

Septième classe. — Eclairage unilatéral par trois fenêtres (S).

SV. = 15 mètres carrés. SV : SP. = 0,19.

Ciel bleu.

Trois séries de bancs à deux places. Eclairage à la deuxième place de chaque banc.

>100	>100	100
>100	>100	100
>100	>100	>100
>100	>100	>100
>100	>100	>100
>100	>100	100
>100	>100	100
>100	>100	

Salle n° 13

Septième classe. — Eclairage unilatéral par trois fenêtres (E).

SV. = 15 mètres carrés. SV : SP. = 0,19.

Ciel bleu.

Trois séries de bancs à deux places. Eclairage à la deuxième place de chaque banc.

100	100	100
100	100	100
100	100	100
100	100	100
100	100	100
100	100	100

Salle n° 14

Sixième classe. — Eclairage multilatéral par trois fenêtres à gauche (E) et par deux fenêtres de derrière (N).

SV. = 21,25 mètres carrés. SV : SP. = 0,27.

Ciel bleu.

Trois séries de bancs à deux places. Eclairage à la deuxième place de chaque banc.

>100	>100	100
>100	>100	100
>100	>100	100
>100	>100	100
>100	>100	100
>100		
>100		

DEUXIÈME ÉTAGE. — FILLES

Salle n° 15

Salle n'ayant pas de destination. — Eclairage multilatéral par trois fenêtres à gauche (O) et par deux fenêtres de derrière (S).

SV. = 21,25 mètres carrés. SV : SP. = 0,27.

Ciel nuageux.

Trois séries de bancs à deux places. Eclairage à la deuxième place de chaque banc.

>100	100	100
>100	100	100
>100	100	100
>100	100	100
>100	100	100
>100	100	100
>100	100	100
>100	100	100
>100	100	100

Salle n° 16

Salle n'ayant pas encore de destination. — Eclairage unilatéral par trois fenêtres (O).

SV. = 15 mètres carrés. SV : SP. = 0,19.

Trois séries de bancs à deux places. Eclairage à la deuxième place de chaque banc.

>100	>100	100
>100	>100	100
>100	>100	100
>100	100	100
>100	100	100

Conclusions

Toutes les classes ont une lumière abondante. Il n'y a que deux places dans toute l'école qui ont 90 bougies-mètres.

CONCLUSIONS GÉNÉRALES

Les quatre bâtiments scolaires : Villammont, Ouchy, Beaulieu et Ecole supérieure sont de construction récente.

Ces écoles sont dans la banlieue et bien ensoleillées de tous les côtés. Les grandes fenêtres rectangulaires avec les trumaux bien étroits sont placées très haut, à la distance de 0,10^{cm} au-dessous du plafond. Le rapport de la surface vitrée avec la surface du plancher varie en 1/4 et 1/6.

Ces quatre écoles présentent donc toutes les conditions exigées pour obtenir un bon éclairage des classes. En parcourant les résultats obtenus dans ces écoles, nous voyons que toutes les places d'élèves reçoivent une lumière abondante.

La salle 19 ; classe enfantine de l'école de Beaulieu est seule moins bien éclairée. La quantité de lumière reçue par quelques places descend à 50 bougies-mètres Bien que cette classe soit située au midi et dans une position isolée, ce qui s'explique par l'emplacement des bancs. Ceux-ci éclairés par une seule fenêtre située au centre du mur extérieur ne reçoivent pas assez de rayons directs. Nous voyons ainsi quel grand inconvénient présente l'éclairage de la classe par une seule fenêtre.

Quoique l'orientation au nord soit repoussée comme

incapable de donner un éclairage suffisant, nous avons pu constater que les classes du nord de l'école Saint-Roch et la classe de dessin à l'Ecole supérieure reçoivent une lumière très satisfaisante et uniforme.

Si les classes du nord du rez-de-chaussée à Saint-Roch, sont mal éclairées, cela tient uniquement à l'entourage de ces salles. A proximité immédiate de la façade nord de l'école se trouvent des arbres qui touchent presque les fenêtres de cet édifice.

Plus loin une rue rangée de maisons. En se basant sur le fait que le tableau de la salle 2, nous montre que les bancs du milieu de la deuxième et de la troisième série reçoivent 30 bougies-mètres de plus que les autres bancs de ces deux séries, parce qu'il n'y a pas d'arbres à proximité de la fenêtre intermédiaire, nous pouvons dire qu'en faisant disparaître ces arbres on améliorerait beaucoup l'éclairage des classes du rez-de-chaussée.

Les autres classes de cette école, situées au sud, reçoivent une lumière abondante.

Ecole de Madeleine est bien éclairée.

L'école du Musée Arlaud doit-être mise à l'index par son éclairage insuffisant. Toutes les classes seront sombres en hiver ; aussi espérons-nous la voir démolir dans un avenir aussi rapproché que possible.

En attendant chaque classe devrait au moins posséder une table de Snellen ou une table de Cohn, pour qu'à l'aide de ces tableaux l'instituteur puisse déterminer le moment de cesser toute leçon où l'élève est obligé d'écrire ou de lire,

En général, nous avons constaté que les places les plus éloignées des fenêtres dans les classes du rez-de-chaussée, et se trouvant dans les mêmes conditions que d'autres classes des étages supérieurs, sont bien moins éclairées.

Ce fait trouve une explication probable dans la direction des rayons et dans le fait du voisinage des tons foncés du sol.

La lumière réfléchie joue un grand rôle dans l'éclairage. Les classes du nord de l'école Saint-Roch, par exemple, mesurées pendant que les maisons d'en face donnaient une bonne lumière réfléchie, avaient de 40 bougies-mètres de plus que les classes se trouvant dans les mêmes conditions, mais manquant de lumière réfléchie.

Mais on ne doit jamais compter sur cette lumière comme moyen d'augmenter l'éclairage de la classe. Cette lumière réfléchie étant trop intense et changeante, fatigue énormément l'œil.

Dans la plupart des classes avec éclairage unilatéral, les deux premiers et le dernier rang des bancs reçoivent 10 à 20 bougies-mètres en moins que les bancs des rangs du milieu de la classe, tandis que les classes à l'éclairage mixte, c'est-à-dire recevant la lumière de côté et de derrière, jouissent d'une clarté plus uniforme pour toutes les places. L'avantage de ce système est donc hors de doute.

Nos mensurations ont été faites aux mois de juillet et d'août, c'est-à-dire à l'époque des jours les plus clairs de l'année.

Pour savoir, au moins approximativement, la quantité de lumière des classes en hiver, nous avons répété l'expérience dans la salle 10 de l'école de Beaulieu, un jour de pluie en automne, et nous avons obtenu les résultats suivants :

80	80	70
80	70	70
90	80	70
80	80	80
90	80	80
90	80	80
90	90	80
90	90	80
90	90	90

En comparant ce tableau avec celui de la même salle, obtenu en été, nous voyons que l'intensité lumineuse diminue en automne de 30 %.

Ainsi, nous pouvons conclure que toutes les classes des écoles, abstraction faite de l'école enfantine de Beaulieu, les classes du nord du rez-de-chaussée de Saint-Roch, et enfin les classes du Musée Arlaud auront, même en hiver, pas moins de 50 bougies-mètres, la quantité de lumière qui dépasse beaucoup le minimum de la clarté nécessaire pour chaque place de travail.

Il serait très intéressant de faire des recherches sur le nombre des myopes (garçons et filles) dans chaque classe de ces écoles, d'autant plus que dans ce cas, le mobilier, l'impression des livres et la méthode de l'écriture, ne peuvent jouer aucun rôle dans la formation de la myopie.

Le mobilier de toutes ces écoles est adopté à la taille des élèves.

Les livres ont une bonne impression, pas trop fine, avec interligne suffisant.

Enfin dans les classes inférieures, l'écriture droite est exigée comme la seule écriture hygiénique ne demandant pas la déviation du corps et de la tête.

Vu le peu de temps dont nous disposons et étant donné que la myopie s'écarterait du cadre de notre travail, nous nous permettrons de profiter pour le moment des données des recherches faites par M. Combe et M. Eperon en 1892, dans les écoles primaires et dans les écoles foraines de Lausanne. Il faut remarquer que ces recherches portaient sur le nombre total des myopes par écoles et non par classe. Nous ne citerons que des résultats des écoles dont nous avons examinés l'éclairage. Ce sont celles du Musée Arlaud, de Saint Roch et de Villamont.

FILLES

Musée Arlaud,	144 élèves,	4 myopes,	2,7 %
Saint Roch,	314 —	32 —	10,1 %
Villamont	206 —	16 —	7,7 %

GARÇONS

Saint Roch,	315 élèves,	19 myopes,	6 %
Villamont,	207 —	11 —	5,3 %

GROUPES SCOLAIRES

Saint Roch,	629 élèves,	51 myopes,	8,1 %
Villamont	413 —	27 —	6,5 %

Bien que l'éclairage de l'école du Musée Arlaud soit insuffisant, nous voyons qu'elle donne le nombre le plus faible de myopes par rapport à celui des autres écoles.

Même, on n'a pas constaté un seul myope dans les deux classes du premier étage, ce qui ne peut s'expliquer que par le fait que cette école n'a que des classes inférieures c'est-à-dire des enfants de 10 à 11 ans.

La comparaison des deux groupes scolaires nous présente plus d'intérêt. Les élèves s'y trouvent dans des conditions identiques, à l'exception de l'éclairage.

Et nous voyons que le nombre de myopes prédomine à Saint-Roch où la lumière de quelques classes est plus faible.

En terminant nous exprimons le souhait que quelqu'un s'occupe de la question de la myopie dans les écoles primaires de Lausanne d'une manière plus détaillée que nous.

LITTÉRATURE

1. Reclam. — Vierteljahrschr. f. öff. Gesundheitspfl. Bd II.

2. Förster. — Vierteljahrschr. f. öff. Gesundheitspfl. Bd. XVI.

3. Förster. — *Klin. Jarhbuch.* Bd I.

4. Bubnoff. — *Archiv. f. Hygiene.* Bd X.

5. Duclaux. — Influence de la lumière, 1885.

6. Paul Schubert. — Urber Schulfenster und Vorhânge.

7. Er. Wagner. — Zur Prüfung der Intensilât der naturlichen Beleuchtung in Schulzimmern.

8. Erisman. — Uber die Bedeutung des Raümwinkels zur Beurteilung der Helligkeit in Schulzimmern.

9. Cohn. — Lehrbuch der Hygiene des Auges, 1892.

10. Gillert. — Tageslichtmessungen in der 69 Gemeindesschule zu Berlin. Bd IV, 1891.

11. Gillert. — Welche Bedeutung hat der Raümwinkel (ω sin α) als mass für die. Helligkeit eines Platzes in einem Lehrraume. *Zeitschr. für Hygiene.* Bd XII, 1892.

12. Narbel. — Recherches sur l'éclairage naturel dans les écoles de Neuchâtel. *Dissertation*, Vevey, 1894.

13. Heinemann. — Die neusten Schulbauten in Bern. *Dissertation*, Bern, 1894.

14. Huth. — Tageslichtmessungen in Berliner Schulen. *Zeitschrift für Schulgeseind.* Bd I, 1888.

15. Wachs. — Messung der Tageshelle in Schulen. *Zeitschr. für Schulg.* Bd II, 1889.

16. Arnaud. — Nouveaux éléments d'hygiène. Paris, Baillière, 1889.

17. Studtmann. — Untersuchungen über die natürliche Beleuchtung in der städtischen Schulen zu Göttingen. *Archiv. für Hygiene*, Bd XI, 1890.

18. Docteur Ludwig Rotelmann. — Beleuchtung des Schulzimmers über Schulgesund.

19. Cohn. — Tageslichtmessungen in Schulen. *Deutsche Med. Wochenschr.*, 1884, n° 38.

20. Weber. — Die Beleuchtung. Handb. 4 Bd, 1867-1878.

21. Trélat. — Distribution de la lumière dans les écoles et aménagement de l'insolation dans les classes. *Revue d'hygiène et de police sanitaire*, 1879, 1 Bd.

22. Broido. — *Revue d'hygiène*, 1895.

23. Polin. — *Hygiène scolaire.*

24. Docteur Combe. — *Hygiène scolaire.*

IMPRIMERIE F. DEVERDUN, BUZANÇAIS (INDRE)

BIBLIOTHEQUE NATIONALE DE FRANCE
3 7531 03988334 4

www.ingramcontent.com/pod-product-compliance
Ingram Content Group UK Ltd.
Pitfield, Milton Keynes, MK11 3LW, UK
UKHW020159200726
13856UKWH00003B/1080

9 782011 912008